RELATION

CHIRURGICALE

DE LA

MORT DU DUC D'ORLÉANS,

Par M. MARCHAL (de Calvi).

EXTRAIT DES ANNALES DE CHIRURGIE,

Nº D'AOUT 1842.

A PARIS,

CHEZ J.-B. BAILLIÈRE,

LIBRAIRE DE L'ACADÉMIE ROYALE DE MÉDECINE

RUE DE L'ÉCOLE DE MÉDECINE, 17.

A LONDRES CHEZ H. BAILLIÈRE, 219, REGENT-STREET,

Et chez les principaux libraires français et étrangers.

1842.

Extrait du tome V des *Annales de la chirurgie française et étrangère* publiées par MM. Bégin, Marchal (de Calvi), Velpeau, Vidal (de Cassis).

Ce Journal paraît depuis Janvier 1841, tous les mois, par cahiers de 8 feuilles in-8° (128 pages). Prix de l'abonnement par année : à Paris, 20 fr., et *franco* pour les départemens, 24 fr.

A Paris, chez J.-B. BAILLIÈRE, Libraire, rue de l'Ecole-de-Médecine, 17.

IMPRIMÉ CHEZ PAUL RENOUARD,
rue Garancière, n. 5.

RELATION CHIRURGICALE

DE LA

MORT DU DUC D'ORLÉANS.

La France a perdu un Prince qui était sa plus chère espérance. D'autres se sont faits, en temps opportun et en lieu convenable, les interprètes de la douleur publique. Je me donne aujourd'hui une tâche différente, et ce n'est pas sans un effort sur moi-même que je l'aborde. Je vais, dans le calamiteux évènement du 13 juillet, considérer spécialement le cas chirurgical.

OBSERVATION.

Le 13 du mois de juillet 1842, entre onze heures et onze heures et demie du matin, Monseigneur le Duc d'Orléans se rendait au palais de Neuilly, auprès de Leurs Majestés, avant son départ pour le camp de Saint-Omer, dont Son Altesse Royale allait prendre le commandement. Le Prince était dans une voiture dite à la Daumont, très basse, et représentant un grand cabriolet découvert, à quatre roues, derrière lequel était assis un groom. L'attelage se composait de deux chevaux vigoureux et ardens. Au sortir de la barrière de l'Etoile, les chevaux, le *porteur* surtout, s'excitèrent. Insensiblement ils *gagnèrent la main* du postillon, qui n'était plus maître de leur allure, mais qui pouvait encore les diriger. Voulant se donner plus d'espace, il les détourna à droite, dans l'*Avenue de la Révolte*, qui se continue avec la route de Saint-Denis.

Le Prince aimait à aller vite, et ne s'occupait jamais de savoir si ses chevaux s'emportaient. Tous ceux qui ont eu l'honneur de l'approcher savent que l'idée du danger, en aucun cas, ne lui venait facilement. Ce ne dut être que lorsque le Prince vit sa voiture changer de route qu'il adressa la parole à son postillon. Celui-ci entendit la voix, mais ne distingua pas les paroles. Alors, probablement pour se faire mieux entendre et juger elle-même de la position, Son Altesse Royale se leva. Je n'irai pas plus loin, quant à présent, dans l'exposé du mécanisme de l'accident. C'est un point qui sera repris après l'histoire des symptômes, et celle des lésions constatées à l'autopsie.

Le Prince tomba. Une volonté auguste et pieuse a fait enlever les deux pierres sur lesquelles la tête de Son Altesse Royale a porté. C'étaient les deux dernières du côté gauche, à cent pas environ de l'extrémité de l'avenue, en descendant. Sur le mur, vis-à-vis le lieu de la chute, la main d'un passant a tracé au couteau les insignes de grand'croix de la Légion-d'Honneur.

M. Lecordier, propriétaire d'un petit magasin d'épicerie voisin, et deux gendarmes en vedette sur la route, accoururent auprès du Prince et le relevèrent. « C'est le duc d'Orléans, » s'écria l'un des gendarmes, qui fut ainsi le premier à constater le malheur qui frappait si cruellement la Famille Royale et la France.

Le Prince fut transporté dans le magasin de M. Lecordier. Pendant qu'on le transportait, il vomit les alimens qu'il avait pris à son déjeuner. Le vomissement est un symptôme fréquent à la suite des chutes sur la tête. M. Flourens l'a souvent observé dans ses expériences sur le cerveau (1).

Son Altesse Royale fut couchée à terre sur deux matelas, dans l'arrière-boutique.

Il était onze heures et demie.

Au premier bruit de l'accident, divers médecins, MM. Not, Ley, Destouches, Bommy, Putel, Deschaumes, et Vincent Duval, se rendirent spontanément auprès du Prince. MM. Pasquier père, premier chirurgien du Roi, et Pasquier fils, chirurgien du Prince Royal, ne tardèrent pas à accourir. M. Pasquier fils, qui jouissait de toute la confiance du Prince, avait été mandé expressément. Je tiens d'une personne présente, qu'à son arrivée, il y eut une exclamation qui trahissait, bien honorablement pour lui, un espoir malheureusement irréalisable. M. le professeur Blandin, et M. Blache, arrivèrent en dernier lieu.

On comprend, sans pouvoir l'exprimer, le trouble que durent éprouver ces hommes de l'art, en face de cette haute destinée que la mort, cela n'était que trop certain, allait trancher.

On se figure surtout l'émotion de M. Pasquier fils, qui, depuis si long-temps, n'avait pas quitté le Prince, qui, en Afrique, avait toujours été à ses côtés, et qui, avant de devenir son chirurgien, avait été son professeur. Car le Roi, qui a voulu que l'éducation de ses fils fût véritablement complète, avait fait apprendre l'anatomie, la physiologie et un peu de chirurgie au Prince, alors Duc de Chartres, et c'est M. Pasquier que Sa Majesté avait chargé de donner ces notions à Son Altesse Royale. Pendant six mois, le Prince dis-

(1) *Recherches expérimentales sur les propriétés et les fonctions du système nerveux*. Paris, 1842, in-8.

séqua, sous la direction de M. Pasquier, à l'Hôtel des Invalides. Ces faits étaient à la connaissance de beaucoup de personnes avant le déplorable événement qui me fournit si tristement l'occasion de les rappeler.

Ces études spéciales étaient, en quelque sorte, pour le Duc de Chartres, une tradition de famille. Le Duc d'Orléans, son père, aujourd'hui notre Roi, n'avait-il pas appris l'anatomie de Desault, qui lui avait enseigné, en outre, la pratique de la saignée, et l'application des principaux bandages?

Les chirurgiens savent, d'un autre côté, que Louis XIV était aussi plein d'admiration pour l'anatomie, et qu'il avait chargé Duverney d'enseigner cette science au Duc de Bourgogne.

Non-seulement le Prince Royal avait étudié l'anatomie et la chirurgie : il aimait les chirurgiens militaires. Il les avait vus à l'œuvre, en Afrique, dans ce pays où, comme toujours, ils se montrent, selon sa belle expression, *hommes de science et braves soldats*. Tout le monde a perdu à la mort lamentable du Prince; mais nous, les chirurgiens de l'Armée, nous y avons peut-être plus perdu que tout le monde.

Revenons.

Il fallut que l'homme s'effaçât devant le chirurgien, afin que les suprêmes ressources pussent être tentées. C'est alors que commença une scène dont l'issue devait être funeste, mais qui, néanmoins, n'est pas dénuée d'une certaine grandeur qui rejaillit sur l'art. On le vit s'acharner, pour ainsi dire, au salut impossible d'une existence dont la seule prolongation pendant cinq heures devient un triomphe, quand on se représente l'énormité du mal.

Le Prince, ai-je dit, était étendu sur deux matelas. Sa tête, penchée sur sa poitrine, se balançait au gré des mouvemens que l'on imprimait au corps. Ce balancement indiquait la résolution des muscles du cou, et l'impossibilité dans laquelle ils étaient d'empêcher la tête d'obéir aux lois mortes de la pesanteur. Un jeune Allemand, employé dans une papeterie, a rempli, pendant les cinq heures qu'a duré l'agonie, le pieux office de soutenir la tête du Prince. Chaque fois que, fatigué, il baissait un peu ses mains, la tête de l'auguste blessé tendait à retomber lourdement. Les autres muscles de la vie de relation étaient également dans la résolution, ceux de la respiration exceptés; mais l'action même de ces derniers était affaiblie; la respiration était profonde, rare et suspirieuse. La pupille était dilatée et impuissante à se contracter sous l'influence des divers moyens que l'on emploie, d'ordinaire, pour exciter son action. Le Prince n'avait plus de regard.

Les yeux étaient à demi fermés, et il avait fallu soulever la paupière pour constater l'état de la pupille. L'oreille et la bouche contenaient du sang.

M. Pasquier examina le crâne attentivement, et ne constata ni dépressions ni saillies anormales. Interrogé sur la question de savoir s'il y avait fracture, il répondit que les signes de fracture manquaient, mais que la commotion était évidente, que l'épanchement menaçait, et que c'était là qu'était le danger, la fracture par elle-même, si elle existait, n'ayant pas d'importance.

Le pouls était bas, dépressible, filiforme.

« Nous avions donc devant nous, dit M. Duval dans une note insérée dans le *Courrier Français* (1), tout l'appareil phénoménal qui caractérise les commotions cérébrales au

(1) On trouvera dans cette Note, comme dans le reste de cette Relation, des détails qui sortent de la question chirurgicale; mais, à moins d'apporter à la lecture de ce travail des dispositions particulières, on ne s'en étonnera point.

troisième degré, c'est-à-dire une de ces complications chirurgicales contre lesquelles toutes les ressources de la science sont impuissantes. Quelles étaient l'étendue et la profondeur du mal ? Fallait-il agir ou rester spectateur impassible de cette terrible scène à laquelle nous avons assisté pendant cinq heures?....

« Nous recourûmes aux lotions réfrigérantes sur la région frontale, aux aspirations stimulantes, aux frictions sèches. Le coma persistait ; pas un signe d'intelligence ; toujours des mouvemens automatiques (1). Il était midi. Ce fut dans ce moment qu'arriva le Roi, accompagné de la Reine, de madame Adélaïde, de la Princesse Clémentine, suivi de M. le maréchal Gérard, de MM. les lieutenans-généraux Athalin, Gourgaud, Rumigny et de M. Gabriel Delessert.

« La Reine se précipita à genoux aux pieds du grabat où était étendu son malheureux fils. Jamais désolation et amour de mère n'éclatèrent en expressions plus déchirantes. Au milieu de cette scène de désespoir le Roi seul sut maîtriser sa profonde douleur.....

« Cependant l'état du malade allait toujours en s'aggravant ; 60 sangsues furent appliquées à la base du crâne. Ce fut pendant ce moment que le Prince prononça quelques paroles fugaces, sans suite et en allemand. Il cherchait aussi à arracher les sangsues, comme s'il était sensible à la douleur qu'elles causaient. Il était alors une heure et demie ; des sinapismes furent appliqués.

(1) Ces mouvemens avaient commencé quelque temps auparavant, après une saignée pratiquée avant l'arrivée de MM. Pasquier. Cette indication était délicate : en effet, dans la commotion, une perte de sang abondante et rapide peut, de l'avis des maîtres de l'art, ajouter à la dépression des forces vitales.

(*Comme s'il était sensible à la douleur qu'elles causaient.* Il n'est pas douteux qu'il y fût sensible. Seulement il ne faut pas conclure de là que le prince eût sa connaissance. Il *percevait,* mais manifestement son esprit ne *réagissait* pas, de sorte que la perception ne devenait pas une idée, ou si l'on veut ne se transformait pas. Ce fait montre même, rigoureusement je crois, ce qu'il manque à l'impression perçue ou sensation pour être une idée et constituer directement la connaissance. Chez notre malheureux Prince, il y avait sensibilité : il n'y avait plus sentiment).

« .... La respiration devenait de plus en plus difficultueuse, bruyante, entrecoupée ; l'illustre blessé s'agitait et exécutait des mouvemens brusques. Bientôt les mouvemens automatiques cessèrent pour faire place à un autre appareil de symptômes. Les membres inférieurs qui jusqu'alors avaient été immobiles, flasques, devinrent le siège d'un tremblement général, auquel succédèrent des contractions désordonnées, convulsives. Les articulations se fléchissaient brusquement, puis s'étendaient par intervalles irréguliers. Peu-à-peu les mouvemens devinrent moins fréquens et cessèrent enfin, laissant dans les parties, comme une raideur tétanique. Je remarquai une tension dans les masséters et un mouvement spasmodique des mâchoires. La respiration devenait stertoreuse ; le pouls baissa de nouveau et devint filiforme.... L'anxiété et le découragement étaient sur tous les visages.

« La Reine était toujours agenouillée au pied du lit de son fils mourant, invoquant le ciel, suppliant Dieu d'accorder un instant de connaissance à son fils. En échange de ce bienfait, elle offrait toute son existence. Autour de cette Reine, de la meilleure des mères, se pressait son illustre Famille, dont la consternation était non moins grande. Rien n'égalait la désolation du Duc d'Aumale, qui s'écriait sans cesse : Oh ! quand Joinville saura ce malheur ! La désolation du Duc de Montpensier était aussi bien vive. Le Roi contemplait cette scène d'affliction avec une résignation plus poignante que toutes les douleurs...

« M. Pasquier fils procéda à l'application de ventouses scarifiées et sèches sur le tronc et les membres. Des frictions éthérées et ammoniacales secondèrent ces moyens. (Du sable chaud fut, en outre, appliqué à la plante des pieds, et l'on mit des sinapismes sur le coude-pied. Sous l'influence de cette stimulation énergique, le pouls se releva manifestement, et c'est alors qu'il y eut une fugitive lueur d'espoir.)

« Vers les deux heures, M. le curé de Neuilly, que la Reine avait demandé à plusieurs reprises, vint administrer l'extrême onction à Son Altesse Royale.

« L'état du Prince continuait à s'aggraver ; les convulsions prirent une nouvelle intensité ; les membres, les inférieurs surtout, étaient agités de mouvemens convulsifs, violens ; leurs muscles étaient le siége d'un mouvement spasmodique continuel ; la respiration devenait de plus en plus difficile, le pouls radial disparut bientôt, et vers 3 heures on n'apercevait plus que vaguement les pulsations des carotides; le globe oculaire, à demi voilé, était immobile ; la pupille était dilatée et fixe. Une ecchymose s'était déclarée autour de l'œil droit.

« .... La mort était imminente. Pendant cette longue, cette pénible agonie, on recourut encore à l'emploi de quelques moyens dérivatifs. Le pouls carotidien était extrêmement faible, et même cessait d'être sensible par intervalles. Le visage pâle, les lèvres violacées ; la respiration, devenue râleuse, allait aussi en s'affaiblissant, et était même suspendue par moment. Plusieurs fois on crut le Prince mort; puis une respiration profonde, luctueuse, arrachait du doute et était de nouveau suivie d'une suspension complète de tout phénomène vital.

« Ce fut une lutte pénible et affreuse, dans laquelle on voyait cette précieuse existence se ruiner et s'éteindre dans les plus cruelles alternatives. Il y avait dans les oscillations de ce souffle mourant tant de hautes destinées!... A quatre heures et demie, l'auguste agonisant rendait le dernier soupir.

« Le clergé fut introduit, et tout le monde s'agenouilla... Nous avons vu là, dans un misérable galetas, le plus triste et le plus solennel spectacle qu'on puisse contempler. Le Roi, la Reine, Princes et Princesses, ministres de la Couronne et ministres de Dieu, tous agenouillés autour d'un grabat sur lequel gisait l'héritier présomptif du trône de France, pour lequel, dans ce moment lugubre, on récitait les prières des morts.

« Il est impossible de dire toutes les douleurs qui, dans ce moment suprême, ont éclaté. Il serait surtout difficile de dire laquelle des deux souffrances était la plus grande, ou de celle de cette Reine qui, comme mère, pouvait pleurer, gémir et se désoler, ou de celle de cet auguste père qui devait opposer une royale résignation à la plus profonde affliction qui puisse accabler une âme humaine. »

On n'est pas d'accord sur les paroles que le Prince a prononcées; cela dépend de ce que, incomplétement articulées, elles n'ont pu être bien saisies. Il n'est pas étonnant que les dernières paroles de Son Altesse Royale aient été prononcées en langue allemande. Peut-être, au milieu des ténèbres de son esprit, l'image de la Princesse Royale lui est-elle apparue vaguement. Ensuite le Prince a toujours eu des valets de chambre allemands, et, au moment de sa mort, il en avait un auquel il lui arrivait souvent, ayant de la compagnie, de donner des ordres en allemand touchant le service de sa personne. Ces paroles, si imparfaitement qu'elles aient été prononcées, sont une preuve de l'indépendance fonctionnelle des diverses parties du cerveau. L'intelligence est perdue, et des paroles sont émises. Pourquoi ? Parce que l'articulation des mots s'opère sous l'influence d'une partie du cerveau qui n'est point celle au moyen de laquelle l'âme produit l'intelligence. Ces paroles étaient un acte purement mécanique. Le Prince n'a pas plus *voulu* parler, qu'il n'a *voulu* se mouvoir.

Autopsie.

Cette triste opération a été pratiquée par M. Pasquier fils, quarante heures après la mort, en présence de M. le lieutenant-général baron Athalin, premier aide-de-camp du Roi, que Sa Majesté avait désigné pour y assister, et des médecins que le Roi avait autorisé M. Pasquier à s'adjoindre ; savoir : MM. Fouquier, premier médecin du Roi, Pasquier père, P. Auvity, Moreau, Blache, Blandin, et Destouches.

Habitude extérieure. — Vu la température élevée de la saison et le temps écoulé depuis la mort, le corps présentait sur la paroi abdominale antérieure et sur la partie postérieure du tronc, une teinte livide. Le ventre était météorisé. Les membres étaient raides ; il existait des traces de contusion sur la joue droite, sur le sourcil du même côté et sur le côté droit du front. On voyait sur la partie postérieure du crâne une tumeur sanguine à large base.

La contusion de la joue droite n'était devenue apparente que depuis la mort; celle du sourcil droit avait pour siége plus précis l'apophyse orbitaire externe. Cette partie, soit dit en passant, est quelquefois le siége d'une lésion remarquable : les tégumens, pressés entre le sol et l'os sous-jacent, sont coupés de dedans en dehors avec autant de netteté que s'ils l'avaient été dans le sens opposé avec un instrument tranchant.

Le dos de la main gauche, dans sa partie externe, était le siége d'un gonflement ecchymotique. Il y avait également des traces de contusion à la partie antérieure des genoux, *et à la région trochantérienne gauche.*

Le lecteur aura peine à se faire tout d'abord une idée de la manière dont la chute s'est effectuée, d'après la diversité de ces lésions; mais ce point sera examiné, et, je pense, élucidé tout-à-l'heure.

On constata aussi, dans cet examen de l'habitude extérieure, les marques des nombreuses sangsues qui avaient été appliquées derrière les oreilles, celles des ventouses appliquées sur le tronc et les membres, la piqûre de la veine médiane céphalique droite, résultat de la saignée; enfin, les traces des sinapismes.

Crâne.—Les tégumens du crâne ayant été divisés d'avant en arrière selon la ligne médiane, on vit une infiltration sanguine des parties molles, qui occupait toute la partie postérieure du crâne, et s'étendait vers le sinciput et vers les tempes. Cette infiltration était considérable. La portion occipitale du muscle occipito-frontal était notamment infiltrée de sang et fort épaissie.

M. Pasquier ayant rabattu à droite et à gauche les deux lambeaux de tégumens, et tracé avec le scalpel la marche de la scie, fit agir ce dernier instrument selon la circonférence du crâne, et divisa les os, qui avaient une épaisseur et une consistance normales. Sous ce rapport, le cas du Prince ne peut être comparé à celui du docteur Bennati, renversé sur le boulevard par un cheval qui venait devant lui, et mort avec un fracas du crâne, ni à celui de ce jeune homme qu'un mime célèbre tua d'un coup de canne. Le docteur Bennati et le jeune homme dont il vient d'être question avaient les os du crâne très minces.

Le crâne scié, on put apprécier complétement le fracas produit par la chute. Je vais ici copier un passage du résumé de l'autopsie publié par la *Gazette des Hôpitaux*.

« Désunion de la suture lambdoïde, des sutures écailleuse et mastoïdienne gauches, de la suture sphénoïdale et des deux sutures sphéno-pétrées.

« Fractures nombreuses qui peuvent être divisées en trois séries :

« 1° *Côté droit du crâne.* Une de ces fractures part du côté droit de la suture lambdoïde, passe un peu au dessus de l'angle postérieur et inférieur du pariétal, sur la portion écailleuse du temporal, s'étend dans la fosse temporale, et vient se terminer sur la grande aile du sphénoïde.

« 2° *Côté gauche du crâne.* Une autre fracture partant du côté gauche de la suture lambdoïde divise le pariétal d'arrière en avant dans la moitié de son étendue, sépare d'arrière en avant la portion écailleuse du temporal du reste de cet os. (La suture écailleuse étant désunie, comme nous l'avons dit plus haut, cette partie du temporal ne tient qu'aux parties molles.)

« 3° Une troisième fracture divise transversalement le sphénoïde au niveau de la selle turcique.

« L'ensemble des fractures et des déchirures articulaires que nous venons de mentionner établit une division du crâne en deux parties :

« Une partie antérieure et supérieure qui comprend d'arrière en avant les parties les plus élevées des pariétaux, la portion écailleuse des temporaux, le coronal, l'ethmoïde et la presque totalité du sphénoïde ;

« Une partie postérieure et inférieure qui comprend l'occipital, les parties inférieures des temporaux et des pariétaux, et la partie la plus postérieure du sphénoïde.

« Cette division permet d'imprimer aux deux parties du crâne que nous venons d'indiquer des mouvemens de déduction, l'une sur l'autre.

« Le cerveau est très volumineux ; sa portion antérieure et inférieure jusqu'au niveau des scissures de Sylvius est réduite en détritus rougeâtre jusqu'au fond des anfractuosités. Une altération semblable, mais beaucoup plus circonscrite, existe en arrière et à droite (1). — Dans la cavité de l'arachnoïde existe un épanchement sanguin considérable. — Le tissu sous-arachnoïdien est le siége d'une infiltration sanguine très prononcée.— On trouve dans les ventricules quelques gouttes de sérosité sanguinolente. — La moelle et la colonne vertébrale ne sont le siége d'aucune lésion. »

Outre que le cerveau était très volumineux, ses circonvolutions, surtout celles de la partie antérieure, étaient fortement accusées.

(1) M. Pasquier n'a aucun souvenir de ce dernier caractère anatomique. Il est dit aussi, dans le résumé de la *Gazette des Hôpitaux*, qu'il existait une tumeur sanguine à la partie postérieure droite de la tête. C'est une méprise. L'infiltration sanguine était uniforme. Je le tiens de M. Pasquier, qui a fait l'autopsie.

L'un des nerfs optiques était rompu. Si je m'en rapporte à mes lectures, ce cas est le premier de ce genre qui ait été publié.

Poitrine. — Le thorax était bien développé. Les poumons, d'ailleurs sains et libres d'adhérences, étaient gorgés de sang noir, et leur tissu ressemblait à celui de la rate. Il y avait cent grammes de sang épanché dans chaque plèvre.

Le cœur et le péricarde étaient à l'état parfaitement normal.

Abdomen. — L'estomac était vide de matières alimentaires. On a vu qu'un vomissement avait eu lieu aussitôt après l'accident. Du reste, l'estomac, le tube digestif, le foie et la rate ne présentaient aucune trace d'altération, soit récente, soit ancienne.

La vessie contenait très peu de liquide, ce qui n'est pas étonnant quand on pense que le Prince avait bu un simple verre d'eau rougie à son déjeuner.

En somme, l'autopsie n'a révélé d'autres lésions que celles qui avaient été l'effet de la chute. Tous les organes étaient sains, et leur intégrité assurait, autant que cela puisse être, une longue carrière au Prince. Il y a là, du moins, une pensée rassurante, quand on songe à ces deux jeunes têtes à l'une desquelles est réservé un pesant héritage.

Tels sont les symptômes et les lésions observés chez le Prince. Je vais déduire de ces symptômes et de ces lésions le mécanisme de la chute, la nature et le mécanisme de la mort. Je terminerai par l'indication de quelques cas analogues.

MÉCANISME DE LA CHUTE.

Le bruit qui se répandit, dès le soir de la catastrophe, fut que le Prince, voyant le danger, s'était élancé de voiture, était tombé sur les talons, et qu'une commotion cérébrale mortelle avait eu lieu.

L'autopsie fit prévaloir une autre opinion, celle à laquelle j'ai été conduit moi-même, théoriquement d'abord, et ensuite par une expérience dont je donnerai plus loin les détails.

Un chirurgien distingué, M. Félix Legros, ancien chef de la clinique de Dupuytren, pensa différemment, et écrivit la lettre suivante à M. le rédacteur en chef de la *Gazette des Hôpitaux*, M. Fabre (n° du 21 juillet) :

« Mon cher confrère, chargé pendant long-temps du service des autopsies chirurgicales de l'Hôtel-Dieu de Paris, il m'a été donné de constater la plupart des lésions possibles du crâne, depuis celles qui atteignent l'homme tombant de sa hauteur, jusqu'à celles succédant à des chutes d'un lieu très élevé.

« Je ne me rappelle pas cependant avoir vu des désordres semblables à ceux qui ont été observés chez le Prince Royal, désordres tout-à-fait disproportionnés avec les *causes déterminantes* signalées par les journaux.

« Il y a là sans doute une rectification à faire; elle est logiquement indiquée par l'autopsie, qui a démontré :

« 1° Contusion à la joue droite, au sourcil et au front du même côté ; contusion à la partie antérieure des genoux;

« 2° Large tumeur sanguine à la partie postérieure et droite du crâne. Fracture des principaux os de cette région, en avant de la suture lambdoïde, etc.

« Je ne sais si je me trompe, mais il me semble voir là, 1° chute sur la face, 2° passage d'un corps lourd et contondant sur la partie postérieure de la tête..... puis encore une horrible fatalité! Agréez, etc. »

C'est pour ne pas y avoir assez réfléchi que M. Legros dit que la chute d'un corps précipité avec la vitesse de deux chevaux emportés, n'est pas une *cause déterminante* suffisante, en regard des lésions observées chez le Prince. Quant au corps lourd et contondant qui serait passé sur la tête de Son Altesse Royale, ce ne pourrait être qu'une roue de la voiture; or, comme je l'ai dit à l'Académie Royale de médecine, deux des roues étaient déjà passées au moment de la chute, et les deux autres passaient dans le moment de la chute. Il aurait fallu que la voiture revînt sur elle-même, pour qu'une roue pût passer sur la tête du Prince; or, la voiture a continué sa course directement, pour s'arrêter, par une fatalité qui rendrait plus poignante, s'il était possible, la pensée de cette calamité, à une quarantaine de pas plus loin. L'explication de M. Félix Legros n'est donc pas admissible.

On frémit quand on pense aux affreux soupçons qu'elle aurait fait naître, si l'accident était arrivé dans des circonstances moins connues. (1)

L'explication suivante, proposée par M. Tanchou, est-elle plus admissible que celle de M. Legros? On va en juger. Elle fait le sujet d'une lettre également adressée à M. le rédacteur en chef de la *Gazette des Hôpitaux* (n° du 28 juillet) :

« Monsieur le rédacteur, la lettre de M. Legros, insérée dans votre numéro du 21, étant restée jusqu'ici sans réponse,

(1) Dans une lettre qui vient de paraître (*Gazette des Hôpitaux* du 9 août), M. Legros se montre avec beaucoup de sincérité, moins confiant dans son explication, et il déclare plus fondée celle que j'ai adoptée. Il veut bien dire que celle-ci s'appuie sur une *judicieuse expérimentation*, et il rappelle l'axiome *facta potentiora verbis*.

des médecins m'ont engagé à vous communiquer l'explication suivante de l'accident que tout le monde déplore.

« En lisant les détails de l'autopsie de Monseigneur le Duc d'Orléans, je me suis tout de suite figuré qu'il était tombé sur les pieds. Il est impossible de concevoir autrement la fracture de la selle turcique, d'une grande aile du sphénoïde, la désunion de la suture écailleuse du temporal, des sutures spbéno-pétrée, lambdoïde, sphénoïdale, écailleuse et mastoïdienne gauche, etc.

« Le Prince aura sauté hors de sa voiture comme il avait l'habitude, et probablement à pieds joints à cause de la portière qu'il avait à franchir, de son uniforme et de son pantalon fortement monté; il ne pouvait sauter autrement. Dans cette hypothèse, il sera tombé sur les talons, le corps raide et le jarret tendu. La commotion se sera communiquée par la colonne vertébrale à la base du crâne, où elle a produit tout le désordre que nous venons de signaler, excepté les contusions de la joue droite, du sourcil droit, du front, des genoux et de la hanche, qui se sont produites quand le corps sera arrivé horizontalement sur le sol. Quant à la tumeur sanguine à droite et derrière le crâne, elle résulte de la grande quantité de vaisseaux qui existent dans cette partie, et vient justement à l'appui de l'explication que j'ai donnée.

« Si Monseigneur le Duc d'Orléans était tombé de sa voiture, la tête aurait porté la première sur le pavé; les contusions du visage et de la tête eussent été plus fortes, et le crâne eût été enfoncé ou fracturé et étoilé sur ce point... Agréez, etc. »

Ainsi, M. Tanchou regarde la fracture observée chez le Prince comme impossible à concevoir autrement que par une chute sur les talons, le corps étant raide : en quoi je suis d'un avis bien différent; car, au contraire, je ne puis m'expliquer d'aussi énormes lésions du crâne par une simple chute sur les talons. Il y a manifestement disproportion entre cet effet et cette cause. Je me trompe bien, ou cet avis a été généralement partagé à l'Académie. Ainsi, la fracture du Prince n'est pas explicable par le mécanisme que suppose M. Tanchou : et, quant à ce qu'on ne puisse l'expliquer autrement, c'est une opinion sur laquelle, j'en suis sûr, cet estimable confrère reviendra, lorsqu'il aura pris connaissance de l'expérience dont j'ai déjà parlé et qui sera exposée en son lieu. Dans l'hypothèse de M. Tanchou, le Prince, d'abord tombé sur les talons, serait ensuite tombé sur la face; mais alors pourquoi cette contusion sur la région trochantérienne gauche, et pourquoi cette énorme infiltration sanguine de la partie postérieure de la tête? M. Tanchou attribue cette infiltration aux nombreux vaisseaux sanguins qui sont dans cette partie, et il a bien raison. Mais, apparemment, il a fallu que ces vaisseaux fussent atteints pour se rompre. A la vérité, M. Tanchou suppose qu'ils se sont rompus par contre-coup. Mais je doute que cette supposition ait l'assentiment des chirurgiens. (1)

Voici, maintenant, l'explication à laquelle je me suis arrêté, et qui ne diffère, comme on le verra, de celle de M. Pasquier, que par une circonstance secondaire.

La voiture est emportée. Le Prince, se voyant dans une route qui n'est pas celle qu'il doit prendre, adresse la

(1) Dans sa seconde lettre, M. Legros dit expressément qu'il ne comprendrait pas des lésions du crâne aussi étendues que celles observées chez le Prince, par un contre-coup, la chute ayant eu lieu sur les talons, *quand même le corps serait tombé du haut des tours de Notre-Dame.*

parole à son postillon; celui-ci, occupé de ses chevaux, étourdi par le bruit, ne distingue pas ce que Son Altesse Royale lui dit, et ne répond pas. Alors le Prince se lève. Le groom se lève également, et il *voit* le Prince debout. Aussitôt, comme son devoir le commande, il descend pour courir à la tête des chevaux et les arrêter. La voiture oscille. Le Prince est renversé. Il tombe sur le côté gauche et en arrière, la tête la première. La force de la chute est en raison du poids du corps, multiplié par la vitesse extrême du mobile dont il faisait partie. La tête porte à l'extrémité d'un arc de cercle mesuré par la hauteur du Prince, à laquelle il faut ajouter celle de la voiture. *Le Prince se relève*. Un garçon de caisse se trouvait non loin du lieu de la chute. Il n'a pas vu le Prince tomber, mais il l'a vu se relever et retomber.

La voiture oscille : mais comment a-t-elle oscillé? Il faut savoir d'abord que cette voiture est montée sur des ressorts tellement flexibles qu'elle est un véritable tremplin. Une personne de ma connaissance en a fait l'expérience en s'y mettant debout. Cette personne était bien prévenue, et cependant elle a failli tomber. Maintenant, il est pour moi tout-à-fait probable que c'est le groom, en *descendant*, qui a imprimé à la voiture la secousse par suite de laquelle le Prince est tombé. On comprend, en effet, qu'il n'a pu *descendre à droite* sans tirer sur la voiture dans ce sens, et lui faire exécuter un mouvement brusque de droite à gauche.

On avait pensé que le Prince, en se levant, avait déprimé le ressort, et que c'était le redressement subit de celui-ci qui l'avait rejeté hors de la voiture. Mais cela semble difficile, puisque le groom a *vu* le Prince debout.

On ne s'étonnera pas que le Prince ait pu se relever. Les

auteurs citent des faits bien plus extraordinaires. Le secrétaire perpétuel de l'Académie Royale de médecine, M. Pariset, dit dans une note de l'ouvrage de Legallois, qu'un Hongrois qui eut la tête tranchée dans un combat, n'en continua pas moins à se tenir en équilibre sur son cheval, pendant un moment. Je passe sur vingt autres faits.

Mais voyons si les lésions s'accordent avec l'explication que je viens de donner. Pour que cette explication soit pleinement satisfaisante, il faut que pas une de ces lésions ne reste en dehors d'elle.

Ces lésions, bien entendu, ne peuvent expliquer si le Prince est tombé par le redressement du ressort ou par la secousse que le groom a dû imprimer à la voiture. Elles ne peuvent qu'expliquer le mode de la chute, abstraction faite de la cause déterminante.

Elles doivent être rangées en deux classes :

La première comprenant le gonflement ecchymotique de la partie externe de la région dorsale de la main gauche, la contusion de la région trochantérienne gauche, l'infiltration sanguine de la partie postérieure de la tête, enfin les fractures et les disjonctions des sutures, plus considérables à gauche qu'à droite.

La seconde : les traces de contusion sur la joue droite, sur le sourcil droit et sur le côté droit du front, ainsi que sur le devant des genoux.

Les lésions de la première classe sont le résultat de la première chute, et celles de la deuxième classe sont le résultat de la seconde chute.

Ainsi :

1° Le Prince est renversé sur le côté gauche de la route et par le côté gauche de sa voiture ; il tombe naturellement en arrière et sur le côté gauche. De là, les contusions de la région dorsale de la main gauche, de la région trochantérienne gauche, l'infiltration considérable de la partie postérieure de la tête, et ces énormes lésions osseuses, qui, ayant pour point de départ la partie postérieure et gauche du crâne, sont plus considérables à gauche qu'à droite ;

2° Le Prince se relève, mais il ne peut se soutenir et retombe en avant, entraîné par le poids des viscères : de là les traces de contusion de la joue droite, du sourcil droit, du côté droit du front, et du devant des genoux.

Que le Prince soit tombé sur la partie postérieure de la tête, cela ne souffre pas même l'ombre du doute. Pour ne pas embarrasser la démonstration, j'ai négligé jusqu'ici de parler de cette attrition du cerveau à la partie antérieure, attrition telle que la substance cérébrale se délayait en bouillie sous le courant d'eau que l'on y faisait tomber avec une éponge. Cette attrition, dans ce point, ne pourrait s'expliquer que de deux manières : par un coup ou par un contre-coup. L'idée d'un coup n'est pas admissible, attendu que les parties molles du front eussent présenté des lésions bien autres que celles qui y ont été observées, et que l'os frontal eût été brisé. Il faut donc admettre que le cerveau a été contus par contre-coup, et alors il est naturel de placer le siége du coup à l'opposite du contre-coup, c'est-à-dire en arrière.

Il n'est pas douteux non plus que le Prince soit tombé sur le côté gauche. Déjà la plus grande violence des lésions osseuses à gauche le prouve. Ensuite, je vois dans le *Journal des Débats* du jeudi 4 août, que l'une des trois étoiles d'argent de lieutenant-général qui figurent sur la coquille de l'épée que portait le Prince, le jour de la catastrophe, a été presque entièrement effacée par la chute. Ce fait est aussi rigoureusement démonstratif que possible. Chacun sait, en effet, que l'épée se porte à gauche. On voit tout de suite comment le Prince a dû tomber, quand on se rappelle qu'il portait son épée très en arrière. Il est probable qu'au moment de la chute la main gauche tenait l'épée, que Son Altesse Royale avait saisie pour se lever, comme on le fait généralement dans ce cas, circonstance qui expliquerait très bien la contusion dorsale de cette main.

Je lis dans la *Gazette des Hôpitaux* une note rédigée à la suite de ma communication à l'Académie, par un membre de ce corps savant. Voici cette note, qui n'est point signée :

« Ne tenant pas assez compte de l'immense différence qu'il y a entre une voiture entraînée par un mouvement médiocrement rapide, et une voiture qu'emportent des chevaux lancés au grand galop, le Duc d'Orléans a cru pouvoir sauter de la sienne sans beaucoup plus de danger qu'il n'en trouvait à le faire ordinairement. Mais à peine les pieds du Prince ont-ils eu touché le sol, que son corps, resté jusqu'à cet instant dans la position verticale, est devenu un levier dont l'extrémité supérieure, cédant au mouvement rapide d'impulsion imprimé par la voiture, a dû frapper violemment contre le pavé de la route ; de là les fractures, etc. » Il n'échappera pas que cette explication diffère essentiellement de celle de M. Tanchou.

Mais, 1° un homme qui tombe de voiture sur les pieds, perd, par le fait même de cette chute, une grande partie de la vitesse que le mobile lui avait communiquée, et alors un fracas des os, comme celui du Prince, n'est plus concevable.

2° Pourquoi le Prince serait-il tombé en arrière, au lieu d'obéir au poids des viscères, qui devait l'entraîner en avant?

3° Pourquoi le Prince aurait-il sauté à gauche de la voiture? Un gaucher se jetterait à gauche, mais il est bien plus naturel qu'un droitier se jette à droite;

4° Enfin, c'est une question de savoir si un corps vivant qui fait partie d'un mobile est, dans tous les cas, dans les mêmes conditions qu'un corps inerte, et si, en vertu de l'action musculaire, par l'effet d'un mouvement contrarié, il ne peut pas, en quelque sorte, réprimer l'impulsion et s'enlever une partie de la vitesse communiquée par le mobile.

Donc le Prince ne s'est pas jeté; il est tombé, et sa volonté n'a été pour rien dans l'horrible malheur qui l'a frappé!

Telle est l'explication qui m'est commune avec M. Pasquier. Il n'y a qu'un point dont je dois seul supporter la responsabilité. C'est moi, en effet, qui ai supposé que c'était le groom qui avait déterminé, en descendant de voiture, la secousse par suite de laquelle le Prince avait été précipité : version que M. Pasquier, toutefois, ne serait pas éloigné d'adopter. Peu importe d'ailleurs la circonstance qui a produit la secousse, ce qui doit rester établi, c'est qu'il y a eu secousse, que le Prince est tombé à la renverse, et qu'il s'est redressé pour retomber en avant (1). Voici une expérience qui achèverait, s'il en était besoin, de démontrer que le Prince a reçu le coup de mort en tombant sur la nuque.

Expérience propre à déterminer le mécanisme de la chute du Prince Royal.

Je pris un sujet d'une taille assez élevée, d'une complexion analogue à celle du Prince, et de l'âge de 28 à 30 ans. Ce sujet

(1) Il va sans dire que ce redressement a été purement mécanique, et que la volonté, dès ce moment abolie, n'y avait aucune part.

était entier, c'est-à-dire qu'on n'en avait point fait l'autopsie et qu'il avait tous ses viscères, circonstance importante, comme on le verra. L'ayant fait placer debout sur une table d'amphithéâtre haute d'un mètre environ, et deux infirmiers le maintenant par les extrémités inférieures, je montai moi-même sur la table, vis-à-vis du sujet, que je saisis par les épaules. Je commandai aux infirmiers de le lâcher, et immédiatement je le jetai contre les dalles de l'amphithéâtre. Il tomba à la renverse, la tête la première, un peu sur le côté gauche. Il fut aussitôt relevé et étendu sur la table, après quoi je m'occupai de mettre à nu les os du crâne. J'avais la certitude que ces os avaient été fracturés; le bruit produit au moment de la chute ne m'avait pas laissé de doute à cet égard. Mais comment et jusqu'à quel point étaient-ils fracturés? C'est ce que j'avais le plus grand désir de savoir. Le sujet était mort de maladie aiguë, et dans un état de réplétion du système veineux. Les artères, comme je le vis ensuite, étaient vides, mais les veines étaient pleines. Aussi existait-il une véritable infiltration sanguine de toutes les parties molles de la partie postérieure du crâne. La couleur de cette infiltration était d'un *rouge assez vif.* Une véritable bosse sanguine sous-aponévrotique, d'une belle couleur rouge, existait dans la région temporale droite.

Mais un caractère anatomique qui me surprit beaucoup et qui, à proprement parler, excita mon admiration, ce fut l'imbibition sanguine des os dans toute la partie postérieure du crâne. J'avoue qu'avant cette expérience je ne me faisais pas une idée de la pénétration du tissu spongieux des os par le sang.

Involontairement je me rappelai la pratique de Belloste, qui perçait le crâne dans plusieurs points pour donner issue aux liquides, et je me demandai si cette pratique n'était point fondée sur une indication rationnelle, celle de fournir une issue au sang ainsi épanché dans le tissu osseux. J'entrevis même quelque chose de plus frappant, touchant la disposition des vaisseaux dans le diploé, mais sur ce point j'ai besoin d'expérimenter de nouveau. Cette infiltration m'a fait saisir dans sa formation un phénomène encore peu étudié, la contusion des os.

Le crâne, dans la partie qui avait porté sur le pavé, était enfoncé de toute son épaisseur. Diverses fractures partaient du sommet de l'occipital et se portaient à droite et à gauche en avant. Les sutures lambdoïde, sagittale, mastoïdienne gauche, etc., étaient désunies. Le dégât était tel que plus tard il me fallut retenir les diverses pièces du crâne à l'aide de fils de laiton. L'une des fractures avait ses bords écartés, et l'écartement était rempli par du sang caillé. Les fractures étaient nombreuses, mais dans leur disposition générale elles offraient une ligne courbe qui, du sommet de l'occipital, se portait de chaque côté vers les fosses zygomatiques où il devenait impossible de les suivre. Le crâne fut alors scié circulairement, et le cerveau enlevé. La fracture se continuait à droite et à gauche, le long des rochers, et coupait transversalement la selle turcique, dont la lame supérieure avait éclaté. Je l'avoue, j'espérais le succès, mais je ne comptais pas sur une confirmation aussi complète. J'ai fait préparer la pièce, et je l'ai présentée à l'Académie. Certes, le sujet, dans son point de départ, était trop triste pour qu'il pût y avoir lieu à une satisfaction quelconque ; sans cela, cette satisfaction je l'eusse trouvée dans la bienveillance générale avec laquelle ma communication a été accueillie. L'identité des lésions avec celles du Prince a frappé d'étonnement tous les assistans. Pour que rien ne manquât à la ressemblance, le cerveau, chez mon sujet, était sensiblement moins ferme à la partie antérieure que dans tout le reste de son étendue. Je ne dois pas omettre un détail intéressant. L'artère carotide interne était avoisinée par des esquilles, et cette circonstance m'a fait comprendre une observation de L. J. Sanson (*Hémorrhagies traumatiques*, p. 197), observation qui, toutefois, restera toujours douteuse, comme le dit bien M. Chassaignac, dans un travail très instructif, et que je puis appeler précieux (*Des Plaies de la tête*, thèse de concours, 1842).

J'ai voulu répéter l'expérience sur un autre sujet; mais celui-ci avait été ouvert, et on lui avait même enlevé tous les viscères abdominaux et thoraciques. Aussi le dégât fut-il infiniment moindre.

Des lésions aussi considérables que celles de mon premier sujet, résultat d'une chute sur la tête, de trois pieds de haut environ, étonnent au premier abord; mais on ne tarde pas à les comprendre. C'est ici le lieu de dire quelques mots sur le danger comparatif des chutes sur la partie postérieure de la tête et de celles sur la partie antérieure. Les premières sont plus dangereuses. De deux hommes tombant de la même hauteur, l'un sur la partie postérieure de la tête, l'autre sur la partie antérieure, le premier tombe de plus haut que le second. En effet, l'un ne peut se fléchir et l'autre se fléchit, et, en se fléchissant, il rapproche sa tête du sol. La tête, chez le premier, porte à l'extrémité d'un arc de cercle plus étendu que chez le second. Conséquemment, l'un tombe de plus haut que l'autre, ou, si l'on préfère, la tête de l'un tombe de plus haut que la tête de l'autre. En outre, l'un, celui qui tombe en avant, garantit sa tête avec ses membres supérieurs, qui assument à leur détriment une partie de la violence; l'autre est privé de ces protecteurs naturels. Enfin, le premier frappe la terre par une large surface, qui peut être représentée à-la-fois par l'abdomen, la poitrine, la face et le front; l'autre heurte le sol par une partie beaucoup plus circonscrite et ordinairement très saillante, la portion de la boîte crânienne qui se trouve au-dessus de la protubérance occipitale externe; or, à intensité égale de la cause, le dégât sera d'autant plus considérable que celle-ci agira sur une surface plus circonscrite.

NATURE DE L'ACCIDENT ET MÉCANISME DE LA MORT.

L'accident du Prince consistait-il dans un *écrasement de la voûte du crâne*, comme on l'a écrit dans la *Gazette des Hôpitaux* ? Dupuytren désignait ainsi les lésions de la tête produites par la chute d'une poutre, d'une bombe ou d'un corps pesant analogue. Dans le cas du Prince, le crâne a été rompu, mais on ne peut pas dire qu'il ait été écrasé.

Au reste, fracture ou écrasement, ce n'était là, en quelque sorte, que la partie extérieure de la lésion. On ne meurt ni d'un écrasement, ni d'une fracture du crâne. On meurt de ce qui se passe à l'intérieur de cette cavité.

Le Prince est mort d'une commotion du cerveau portée jusqu'à la contusion, et compliquée d'épanchement sanguin.

La contusion et la commotion cérébrales diffèrent-elles essentiellement, ou sont-elles des degrés différens d'une même lésion ? Il faut distinguer. La contusion du cerveau varie : elle est directe ou indirecte. La contusion directe diffère de la commotion. La contusion indirecte n'en diffère pas : le mécanisme est le même; seulement, pour que la contusion ait lieu, il faut que la commotion soit plus forte.

Quant au mécanisme de la commotion, mon vénérable

maître, M. Gama, ancien chirurgien en chef du Val-de-Grâce, l'a fait très bien comprendre au moyen d'une ingénieuse expérience. Ayant rempli une fiole à parois minces d'une substance analogue, pour la consistance, à la substance cérébrale (de la colle de poisson fondue), et ayant mis dans cette fiole des fils diversement dirigés, il a vu, sous les chocs qu'il imprimait aux parois de la fiole, la substance contenue et les fils effectuer des mouvemens qui donnent une idée exacte de ceux qui doivent se passer dans le cerveau commotionné. J'ai fait moi-même une expérience touchant le mécanisme de la commotion, mais j'aurai à la répéter pour en tirer tout ce que je crois qu'elle peut donner. J'ai pratiqué à la partie antérieure du crâne, au moyen de quatre traits de scie, une fenêtre qui mettait le cerveau à nu, puis j'ai fait porter un grand coup de maillet sur la partie postérieure de la tête; le cerveau a manifestement avancé. Mais il aurait fallu déduire de cette expansion ce qui revenait à l'élasticité du cerveau, et c'est ce que je n'ai point fait.

Le cerveau, chez le Prince, n'a pu se remettre de la violente commotion qu'il avait éprouvée, et le sang épanché a dû seconder l'effet dépressif de la commotion.

Maintenant, quel a été le mécanisme de la mort? En d'autres termes, comment, par suite de la lésion cérébrale, la mort est-elle survenue? Cela revient à la question de savoir comment les fonctions s'éteignent par la mort du cerveau, question posée et élucidée par Bichat. C'est la respiration qui commence à ressentir les effets de l'affaiblissement de l'action cérébrale. Les phénomènes mécaniques de cette fonction, et par suite ses phénomènes chimiques se ralentissent. Le cœur diminue son action en proportion. Ses battemens et les mouvemens respiratoires s'affaiblissent de concert, jusqu'à ce qu'ils cessent. Chez le Prince, les poumons étaient gorgés ; cette circonstance est confirmative de la théorie de Bichat. Le sang trouvé dans la plèvre était le résultat d'une exsudation à travers la séreuse pulmonaire, phénomène qui n'est pas plus difficile à comprendre là que dans d'autres séreuses ou synoviales, dans lesquelles il n'est pas rare.

La mort était inévitable; il y a à s'étonner seulement qu'elle n'ait pas été plus prompte; elle l'eût été sans les moyens énergiques mis en usage par M. Pasquier.

A supposer, par impossible, que le Prince eût pu échapper aux accidens primitifs et aux accidens consécutifs, la vie eût été pour lui pire que la mort, car elle aurait été achetée, selon toute vraisemblance, au prix des mouvemens volontaires, et d'une partie de l'intelligence, sinon de l'intelligence entière.

CAS ANALOGUES.

Pour l'énormité des lésions osseuses, le seul cas comparable qui se trouve dans la thèse si riche de M. Chassaignac est celui dont il est question dans le passage suivant :

« J'ai vu, à la Société anatomique, un cas où les fractures et disjonctions de sutures se trouvaient combinées de manière à produire une division de la totalité du crâne en deux moitiés latérales ; c'est chez une femme qui était tombée d'un troisième étage. Sur cette pièce, on observait l'écartement de la suture médiane du frontal et des pariétaux et la fracture de l'occipital, en suivant la même ligne. La fracture se continuait en bas, en passant par le milieu de l'apophyse basilaire et de l'ethmoïde, de manière que le crâne se trouvait divisé en deux moitiés latérales. »

On trouve, dans les leçons de Dupuytren, un exemple analogue à celui du Prince, quant à la cause : c'est le fait du banquier R..., qui fut précipité violemment d'un tilbury, aux Champs-Elysées, et qui guérit avec un enfoncement de la moitié de l'os frontal.

J'ai vu mourir, à Alger, de la même manière que le Prince, un Arabe qui, étant venu à l'hôpital porter une dépêche, repartit ventre à terre, et fut, au détour de la route, précipité par son cheval, qui manqua des quatre pieds. Mais, en raison des préjugés du pays, l'autopsie ne put être faite.

Charles VIII, que plusieurs de nos historiens font mourir d'apoplexie, a succombé à une lésion traumatique de la tête. Cet exemple est des plus remarquables. Le coup ne fut pas assez fort pour produire une commotion, et il le fut assez pour déterminer un épanchement sanguin mortel; car on ne pourrait attribuer la mort à une autre cause que la compression. Je laisse parler Anquetil : « Il était (Charles VIII), en 1498, à Amboise, où son goût, peu d'accord avec l'état des finances, lui faisait élever des bâtimens somptueux. Voulant faire voir à la reine une partie de paume établie dans les fossés, il se heurta la tête, malgré sa petite taille, contre la porte d'une galerie sombre qu'il avait déjà ordonné d'abattre ; la douleur ne fut pas apparemment considérable, ou il la négligea, mais en revenant par cette même galerie, il y tomba tout-à-coup sans mouvement et sans connaissance. Pendant neuf heures qu'il resta dans ce lieu, parce qu'apparemment on n'osait lui faire courir le risque du transport, il ne prononça que quelques paroles sans suite, et mourut sous les yeux de tous ceux qui voulurent entrer auprès de lui et qui l'approchaient indistinctement, sans qu'il paraisse d'autre raison de cette espèce d'abandon que le trouble où on était qui empêchait de donner des ordres convenables. »

Un autre Roi de France, Henri II, est mort aussi d'une lésion traumatique de la tête.

Ce fut en 1559 que ce Roi, courant en lice dans la rue St-Antoine, vis-à-vis les Tournelles et la Bastille, fut frappé d'un coup de lance au-dessus du sourcil, par Gabriel, comte de Montgomery, capitaine de sa garde écossaise. « Ce seigneur, disent les *Mémoires pour servir à l'histoire de France,* fut comme forcé par le roy de courir et tirer contre luy, Sa M. luy fit même bailler une lance en disant : Je ne courreray plus que cette fois, c'est un coup de faveur ; le roy étant tombé du coup, il fut porté aux Tournelles, où il deceda onze jours après, scavoir le 10 juillet..... » Ambroise Paré nous a transmis les détails de l'autopsie de ce prince. L'auteur, anticipant sur Bichat, vient de dire comment les lésions du cerveau amènent le défaut de respiration « pour ce que, dit-il, les muscles qui ont mouvement du cerveau et de l'épine médullaire, par l'esprit animal envoyé par les nerfs, ne peuvent esleuer ledit thorax, parce qu'ils sont privés de la faculté, et par tels accidents la mort s'en suit », et il ajoute : « Tous lesquels accidents, ou la plus part, on a veu advenir au feu roy Henry, dernier decedé, lequel au tournoy receut un très-grand coup de lance au corps, qui fut cause luy esleuer la visière, et un esclat du contre-coup luy donna au-dessous du sourcil dextre, et luy délacera le cuir musculeux du front, près l'os transversalement iusques au petit coin de l'œil senestre, et avec ce plusieurs petits fragmens ou esquilles de l'esclat demeurerent en la substance dudit œil, sans faire aucune fracture aux os. Donc, à cause de telle commotion ou esbranlement du cerveau, il deceda l'onziesme iour apres qu'il fut frappé. Et apres son decez, on luy trouva en la partie opposite du coup, comme environ le milieu de la commissure de l'os occipital, vne quantité de sang espandu entre la dure-mère et pie-mère, etc.; altération en la substance du cerveau, qui estoit de couleur flaue ou iaunastre, enuiron la grandeur d'vn poulce. Auquel lieu fut trouvé, commencement de putrefaction, qui furent causes suffisantes de la mort advenuë audit seigneur, et non le vice de l'œil seulement. Aquoy neantmoins quelques-uns ont voulu referer la cause de sa mort. »

L'analogie entre cette lésion et celle de notre infortuné Prince est parfaite. C'était aussi une commotion portée jusqu'à la contusion du cerveau, et cet organe, comme chez le Prince Royal, avait été contus à l'opposite du coup. Seulement le coup avait frappé en avant au lieu de frapper en arrière, différence qui n'en est pas une pour le mécanisme.

Henri II est mort d'une encéphalite consécutive, comme serait mort, s'il avait pu survivre aux premiers accidens, le Prince à jamais regrettable, dont le cercueil, par un privilège qui vaut mieux que tous les éloges, a mérité les larmes d'un peuple.

Au moment où je termine ce travail, mon collègue, M. Mercier, rédacteur en chef de l'*Examinateur médical*, a la bonté de me faire parvenir en épreuve l'observation suivante, qu'il a recueillie pendant son internat à Bicêtre :

« Un aveugle de Bicêtre, d'une forte constitution et d'une belle stature, âgé d'environ 40 ans, se promenant, le 27 juillet 1834, sur la route de Fontainebleau, fut renversé par un tilbury. Pansé et transporté presque aussitôt à l'hospice, sur un brancard, il mourut en chemin.

« J'en fis l'autopsie 13 heures après la mort. La chaleur était encore très prononcée; mais déjà il existait une rigidité cadavérique extrême. Le cadavre n'offrait aucune lésion à l'extérieur; seulement il y avait *à l'occiput* une plaie de 2 pouces de longueur environ et s'étendant jusqu'au crâne, avec extravasion de sang tout autour. En outre, une très légère ecchymose de 5 ou 6 lignes de diamètre se trouvait sous les tégumens qui recouvrent la fosse temporale gauche.

« Après avoir dénudé le crâne, je vis une fracture occupant à-peu-près la partie moyenne de l'occipital, commençant à un pouce de l'angle supérieur de cet os et s'étendant jusqu'au trou occipital; cette fente présentait une ligne d'écartement et donna issue à environ deux onces de sang.

« Le crâne étant *scié*, je trouvai à l'endroit de la chute, du sang épanché sur la dure-mère; il y en avait en outre à la surface du cerveau, dans la cavité arachnoïdienne. Le sang qui était coagulé existait en quantité notable à gauche; il y en avait moins à droite. On constata que, dans toute son étendue, la fracture existait à une ligne et demie de la crête occipitale interne, et que le confluent des sinus était ouvert.

« A la base du crâne je rencontrai les lésions suivantes: la portion interne du rocher droit était fracturée précisément au niveau de l'oreille moyenne, de sorte qu'elle ne tenait plus au reste que par la carotide qui la traverse. Lorsque je l'eus détachée, la membrane du tympan apparut parfaitement intacte sur le fragment externe: aussi ne voyait-on pas dans le conduit auditif externe la moindre trace de sang. En arrière du rocher, cette fracture se prolongeait sur l'occipital, non loin du trou du même nom, qu'elle contournait en partie, sans rejoindre celle que j'ai décrite en premier lieu. En avant, elle s'étendait suivant la gouttière du sinus caverneux. Arrivée au trou optique droit, elle changeait de nouveau et se terminait insensiblement à une ligne au-devant du trou grand-rond de ce côté.

« Au moment de faire l'autopsie, il était sorti une grande quantité de sang par la bouche et par le nez. On voit combien cela s'explique facilement par la fracture du sphénoïde.

« Rien de notable dans le cerveau. Nerfs optiques atrophiés.

« Estomac gorgé de vin, de pain et de morceaux de viande, d'un rouge bien plus vif à l'extérieur qu'au centre. Nous eûmes lieu de penser que cet homme était en état d'ivresse, ce qui malheureusement n'est que trop commun à l'hospice de Bicêtre. »

Ainsi un homme est renversé par un tilbury, et il tombe sur la partie postérieure de la tête; il se fracture la base du crâne, et la fracture présente la plus grande analogie avec celle du Prince. Si les faits s'éclairent l'un par l'autre, l'observation de M. Mercier confirme d'un manière frappante ce que j'ai dit relativement au mode suivant lequel le Prince est tombé.

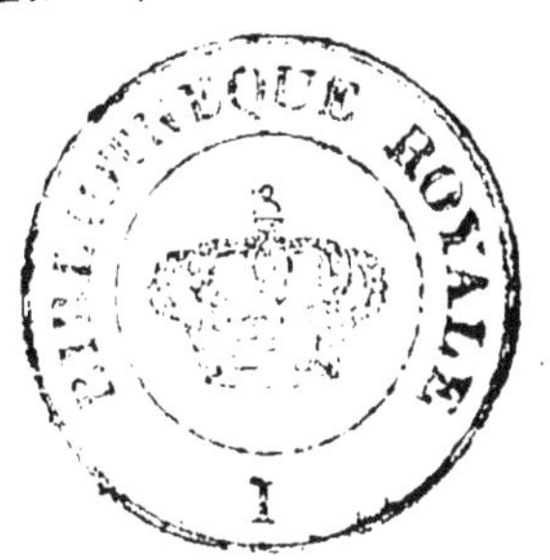

www.ingramcontent.com/pod-product-compliance
Ingram Content Group UK Ltd.
Pitfield, Milton Keynes, MK11 3LW, UK
UKHW012305240726
13966UKWH00004B/1646